Anja Senser

# Bauch, Beine, Po

## Workout mit dem Thera-Band®

Das effektive Training für
straffe Muskeln und
schönere Formen:
Problemzonen gezielt in
den Griff bekommen

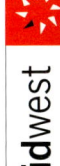

südwest

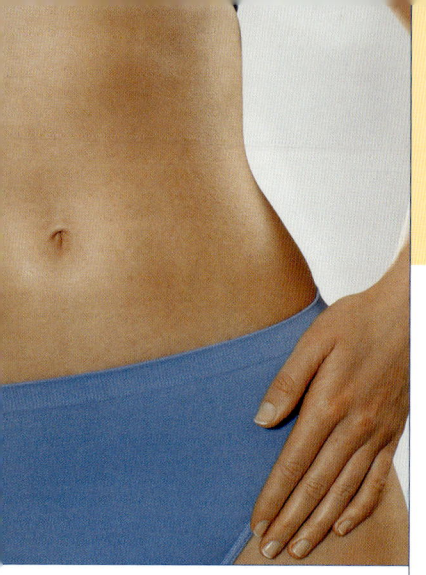

# Inhalt

*Neben dem guten Gefühl eines flachen und straffen Bauchs ist eine attraktive Körpermitte auch ein erotischer Gewinn.*

*Nach wie vor Hingucker Nummer eins: der Po. Wer sich richtig anstrengt, wird bald mit einer knackigen Kehrseite belohnt.*

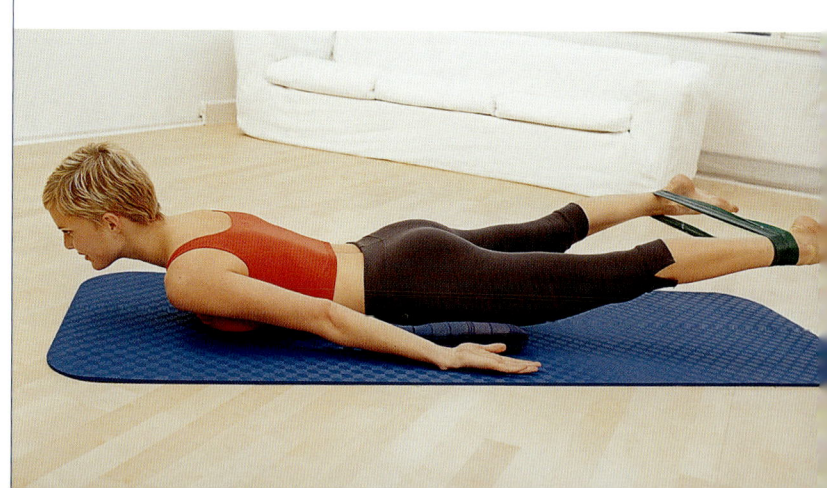

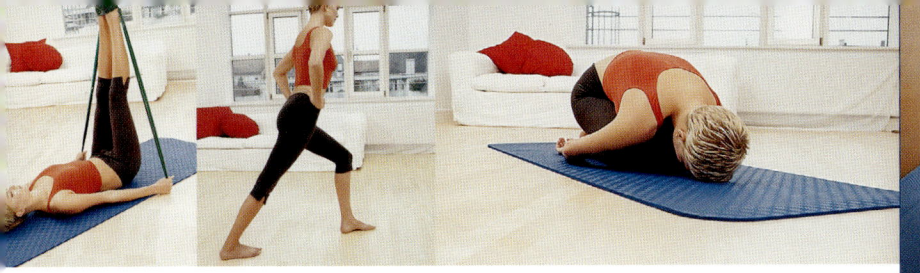

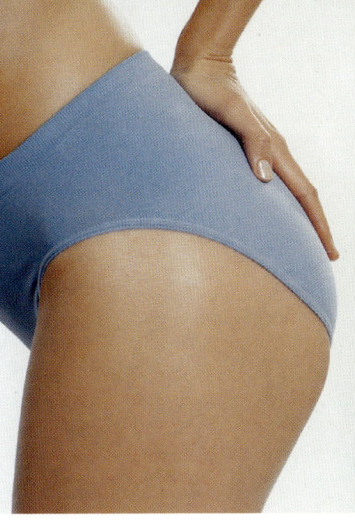

## Knackiger Po mit dem Thera-Band®     24

*Für einen kräftigen, gesunden und wohlgeformten Körper ist ein regelmäßiges Training die unverzichtbare Grundlage.*

*Wer viel trainiert, sollte auch auf seine Ernährung achten. Vor allem Vitamine und Mineralstoffe tragen zu einem Superbody bei, in dem Sie sich einfach rundum wohlfühlen!*

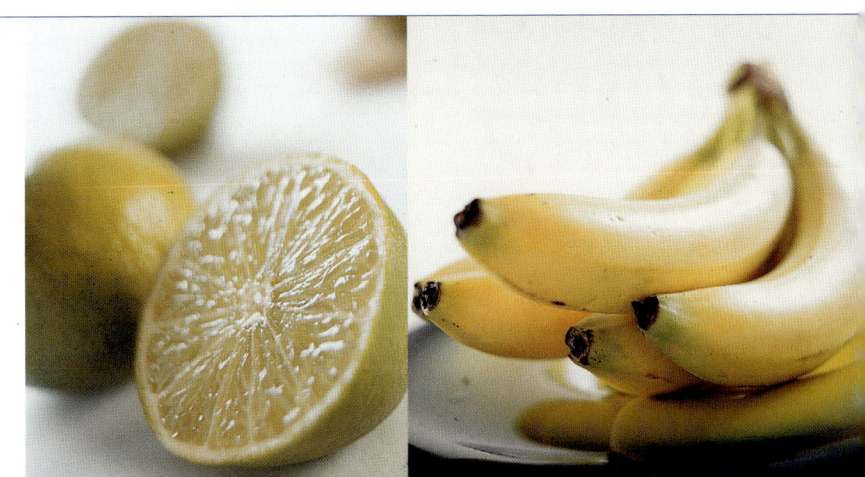

# Straffer Bauch mit dem Thera-Band®

Welche Frau träumt nicht von einem superattraktiven, knackigen Körper mit glatter Haut über straffem Gewebe und geschmeidiger Muskulatur? Sie haben mehr Möglichkeiten, Ihren Körper selbst zu formen und zu gestalten, als Ihnen vielleicht bewusst ist! Und dabei geht es nicht nur um Ihre Schönheit, es geht auch um Ihre Gesundheit. Durch dieses Übungsprogramm beugen Sie vor: Trainierte Bauchmuskeln sind die essentielle Ergänzung einer kräftigen Rückenmuskulatur und helfen, Bandscheibenprobleme zu vermeiden.

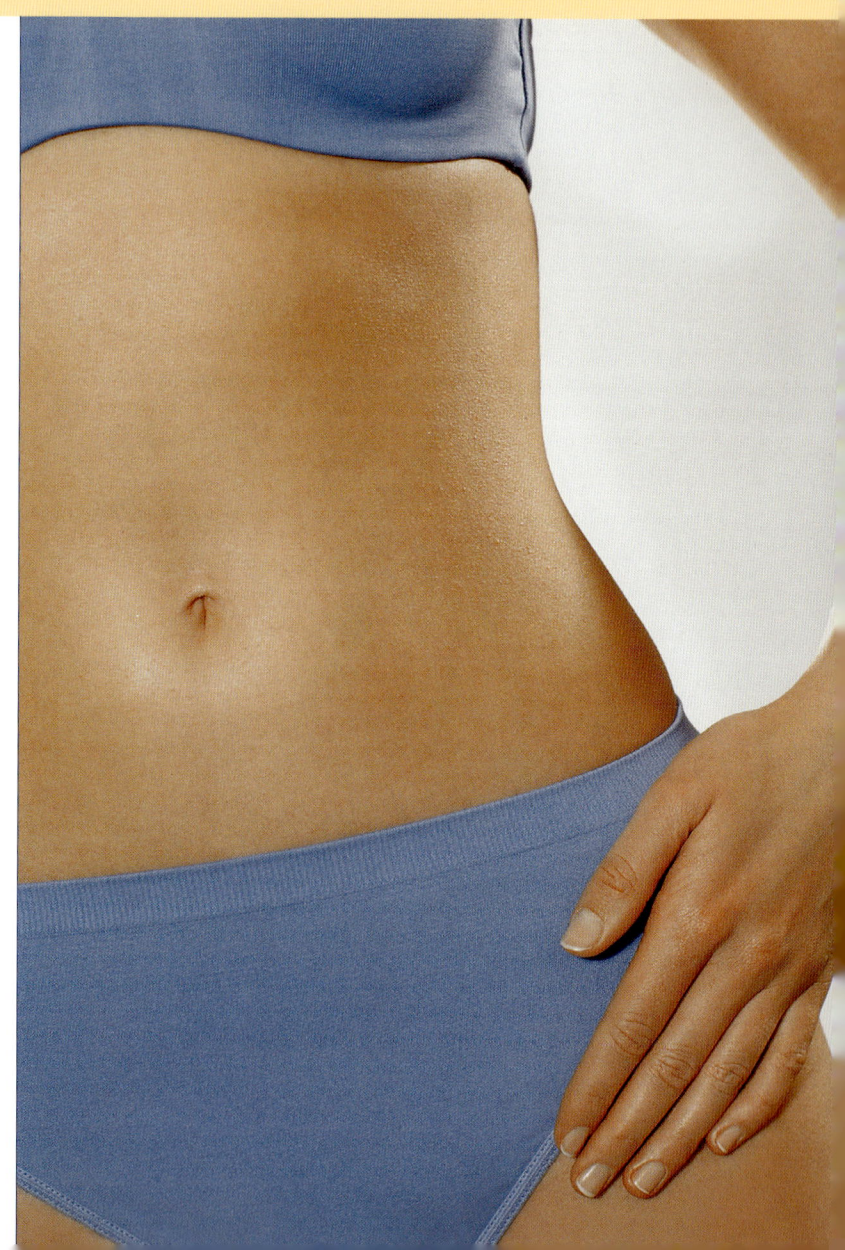

# Das Übungsprogramm rund um den Bauch

Nehmen Sie sich täglich zehn Minuten Zeit für Ihr gezieltes Bauchtraining, wenn Sie einige der folgenden Fragen mit Ja beantworten können:

- ☐ Gehen Sie einer sitzenden Tätigkeit nach?
- ☐ Hatten Sie schon einmal Bandscheibenprobleme?

(Bei akuten Problemen konsultieren Sie bitte Ihren Arzt!)

- ☐ Haben Sie ein Hohlkreuz?
- ☐ Leiden Sie unter Verdauungsproblemen?
- ☐ Waren Sie in den letzten zwei Jahren schwanger?
- ☐ Leiden Sie unter »Blähbauch«?
- ☐ Möchten Sie Ihren Speck rund um die Taille vor der Bikinisaison verringern?
- ☐ Möchten Sie Ihr Gewicht reduzieren, jedoch weiterhin eine straffe Haut und straffes Gewebe am Bauch behalten?
- ☐ Wünschen Sie sich insgesamt mehr Lebensenergie, Selbstbewusstsein und »Power aus dem Bauch«?

## Bauchmuskulatur – Aufwärmen vor dem Training

Durch das Aufwärmen trainieren Sie anschließend effektiver, sicherer und vermeiden unnötigen Muskelkater. Sie lenken darüber hinaus auf diese Weise Ihre Konzentration bereits auf den Bauch, was den Erfolg Ihres Trainings verstärkt.

### Bauchmassage
Massieren Sie mit der Handfläche 21-mal im Uhrzeigersinn intensiv rund um den Nabel!

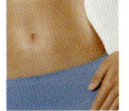

# Info

Führen Sie alle Übungen langsam und kontrolliert durch. Je langsamer und exakter Sie Ihre Muskeln beanspruchen, desto intensiver ist die gewünschte, straffende Wirkung für den Bauch.

Viele Menschen sind auf der Suche nach einfach anwendbaren Produkten und Konzepten im Alltag. Durch einschneidende Veränderungen der Kostenübernahme im Gesundheitswesen in den letzten Jahren sind mehr und mehr Menschen bereit, die Verantwortung für ihre Gesundheit selbst zu übernehmen.

## Konsequent trainieren

Idealgewicht allein ist noch kein Garant für einen schönen Bauch. Einen gut geformten Bauch erreichen Sie nur durch gezielte, regelmäßige Übungen. Eine einmal aufgebaute Bauchmuskulatur bleibt nur durch weiteres, konsequentes Training in Topform. Falls Sie sich nach einem ersten, sichtbaren Erfolg faul zurücklehnen, müssen Sie bald von vorne beginnen, da sich Ihre Muskulatur aufgrund des fehlenden Trainingsreizes sofort zurückbildet. Integrieren Sie also Ihre Bauchübungen wie das Zähneputzen in Ihr Leben. Als positiven Nebeneffekt unterstützen Sie dadurch Ihre Verdauungstätigkeit sowie Ihre allgemeine Vitalität.

### Bauchtanz

Legen Sie flotte Musik auf (wie wär's mit Bauchtanzmusik?), und stellen Sie sich aufrecht hin. Kreisen Sie mit Ihrem Becken im Uhrzeigersinn. Halten Sie hierbei Ihren Oberkörper unbedingt gerade! Kreisen Sie gegen den Uhrzeigersinn. Bewegen Sie Ihr Becken nun in Form einer »liegenden Acht«, indem Sie mit Ihrer rechten Hüfte den rechten Bauch der Acht beschreiben, mit Ihrer linken Hüfte den linken Bauch der Acht.

Die Bauchatmung können Sie mental verstärken: Beim Einatmen nehmen Sie in Ihrer Vorstellung belebende, strahlendstärkende, leuchtend gelbe Energie über den Bauch auf.

### Bauchatmung

Diese intensive Bauchatemübung aus der chinesischen Medizin aktiviert und wärmt Ihre Bauchmuskeln. Darüber hinaus führen Sie dadurch Ihrem gesamten Körper eine Menge »Chi«, womit die chinesischen Ärzte Lebensenergie meinen, zu. Suchen Sie sich ein Kaminholzscheit. Setzen Sie dieses mit seinem Ende und leichtem Druck direkt von vorne gegen Ihren oberen Bauchbereich, Ihr Sonnengeflecht.

Beim Einatmen schieben Sie durch Ihre Bauchatembewegung das Holz nach vorne, beim Ausatmen lassen Sie Ihre Luft komplett aus dem Bauch strömen. Ihr Bauch wird flach, und Sie drücken das Holzende intensiv gegen den flachen Bauch. Beim Ausatmen geben Sie in Ihrer Vorstellung jeglichen »Müll« wie Stress, Wut oder Erschöpfung ab. Führen Sie diese Übung mindestens achtmal, höchstens 21-mal aus. Beenden Sie diese Übung jederzeit, falls Sie sich nicht wohl fühlen sollten.

## Das Bauchtraining mit dem Thera-Band®

Führen Sie jede der folgenden acht Bauchübungen jeweils zwölfmal durch. Steigern Sie die Wiederholungszahl auf 21. Wichtig für den Erfolg ist, dass Sie am Anfang die korrekte Grundspannung einnehmen und auch bei den Übungen beibehalten. Sollte Ihnen diese Grundspannung verloren gehen, was Sie einfach daran erkennen können, dass sich Ihr Bauch nach vorne wölbt, anstatt flach zu bleiben, brechen Sie die Übung sofort ab. Nehmen Sie erneut die Grundspannung ein, und üben Sie weiter.

### Grundspannung

**Ausgangsstellung**  Rückenlage auf Matte, Beine angestellt, Fußsohlen entspannt auf Boden stehend.
**Übungsanleitung**  Legen Sie Ihr zusammengerolltes Thera-Band® unter Ihre Lendenwirbelsäule auf den Boden. Legen Sie Ihre Handflächen auf den Bauch. Durch das Thera-Band® und die Handflächen nehmen Sie die folgende Bauchmuskelspannung am Anfang besser wahr.
Drücken Sie mit der Ausatmung Ihre Lendenwirbelsäule maximal gegen den Boden und gegen Ihr zusammengerolltes Thera-Band®, als wollten Sie dieses platt drücken. Ihr Bauch sollte

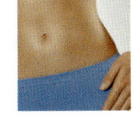

Tipp

Denken Sie daran: Wer schön sein will, muss Wasser trinken. Literweise. Mindestens 1,5 Liter täglich (ohne Tee, Kaffee etc. hinzuzuzählen) reines, am besten aus unterirdischen Quellen stammendes Wasser. Diese Mengen braucht Ihr Körper, damit seine Zellaktivitäten gut funktionieren.

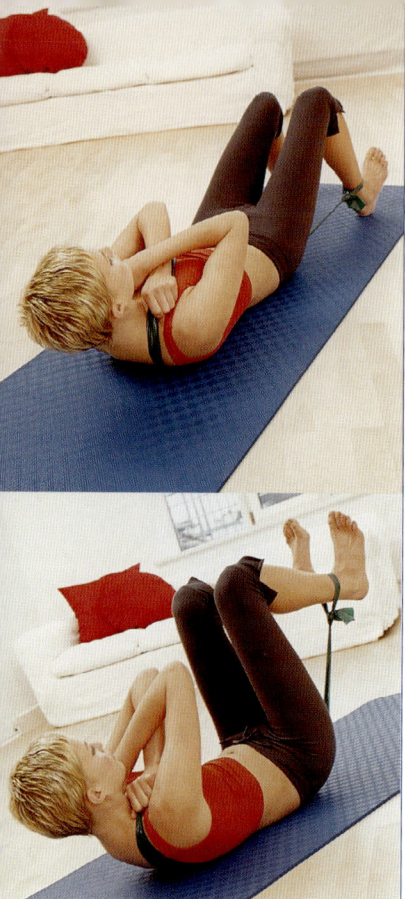

dabei flach (wichtig!) und fest werden. Versuchen Sie nun noch, Ihr Schambein zu Ihren Rippen hoch zu ziehen. Atmen Sie trotz maximaler Bauchspannung flach weiter.

Diese Grundspannung nehmen Sie vor allen Bauchmuskel-übungen ein, um diese zu optimieren. Bei diesen Übungen liegt Ihr Thera-Band® nicht mehr unter der Lendenwirbelsäule, der Anspannungsvorgang bleibt jedoch derselbe.

### 1. Oberkörpercrunch für gerade Bauchmuskeln – Arme gekreuzt

**Ausgangsstellung** Thera-Band® mit einem Ende um einen Knöchel knoten, Rückenlage, Thera-Band® unter Rücken bis über Schulter nach oben führen, Arme vor Körper kreuzen, Bandende festhalten, Grundspannung einnehmen.

**Übungsanleitung** Beim Ausatmen heben Sie Kopf und Schulterblätter langsam nach oben von der Unterlage ab. Beim Einatmen senken Sie sich wieder etwas ab, ohne die Spannung der Bauchmuskeln zu verlieren.

### 2. Ober- und Unterkörpercrunch für gerade Bauchmuskeln

**Ausgangsstellung** Position und Armhaltung wie bei Übung 1.

**Übungsanleitung** Heben Sie Ihre Beine – rechtwinklig in Hüfte und Knie gebeugt – vom Boden ab. Das Thera-Band® verläuft straff gespannt zwischen Knöchel und Armen unter dem Rücken entlang. Ziehen Sie Ihre Fußspitzen an, und ziehen Sie beim Ausatmen Ihren Oberkörper in Richtung der angewinkelten Beine. Zeitgleich ziehen Sie Ihre Knie Richtung Oberkörper. Beim Einatmen geben Sie an beiden Enden etwas nach.

### 3. Training der unteren Bauchmuskeln

**Ausgangsstellung** Rückenlage, Grundspannung, Thera-Band® fest mittig um beide Mittelfüße knoten. Beine senkrecht zur Decke streckcn, jede Hand hält ein Bandende neben dem Körper gegen den Boden.

*Bild oben (Übung 1): Der Oberkörpercrunch mit gekreuzten Armen gibt starke Bauchmuskeln. Bild unten (Übung 2): Schwieriger wird's schon beim Crunch mit Ober- und Unterkörper.*

**Übungsanleitung** Schieben Sie beim Ausatmen Ihre Beine langsam in Richtung Decke. Ihr Becken hebt sich hierbei minimal vom Boden ab. Beim Einatmen senken Sie Beine und Becken wieder ab.

### 4. Bauchmuskelpumpübung für gerade Bauchmuskeln

**Ausgangsstellung** Rückenlage, Grundspannung, Thera-Band® in einer engen Schlaufe um die Knie binden. Knie intensiv gegen Bandschlaufe auseinander drücken und halten. Arme neben Körper parallel ausstrecken. Kopf und Schulterblätter von Unterlage abheben und halten. Gefaustete, gestreckte Arme vom Boden abheben und halten.

**Übungsanleitung** Führen Sie mit Ihren gestreckten, gefausteten Armen 30-mal schnelle Pumpbewegungen in Richtung Boden und Decke aus. Achten Sie während dieser Übung darauf, dass Ihr Bauch maximal flach bleibt.

### 5. Diagonalcrunch für schräge Bauchmuskeln

**Ausgangsstellung** Ende des Thera-Bands® um rechten Knöchel knoten, Rückenlage, Grundspannung, Thera-Band® unter Rücken nach oben zur linken Schulter führen. Hände hinter Kopf falten, mit linker Hand Bandende fassen. Ellbogen zeigen nach außen.

**Übungsanleitung** Ziehen Sie beim Ausatmen Ihren linken Ellbogen in Richtung Ihres rechten Knies. Achten Sie dabei auf einen geraden Nacken! Beim Einatmen geben Sie etwas nach, mit jedem Ausatemzug arbeiten Sie intensiv weiter gegen die Schwerkraft und den diese verstärkenden Bandzug.

### 6. Taillentraining

**Ausgangsstellung** Thera-Band® fest um beide Knöchel knoten. Rückenlage, Beine anstellen, Band unter Wirbelsäule bis Nacken entlang führen. Hände fassen Bandende fest, Hände im

Bei Übung 3 ist es wichtig, keine Schwung- und Rollbewegungen aus der Lendenwirbelsäule heraus zu machen.

Führen Sie Übung 5 genauso in der anderen Diagonalrichtung (linkes Knie und rechter Ellbogen) durch. Nur durch das Training der schrägen Bauchmuskulatur erreichen Sie eine schlanke Taille.

Führen Sie Übung 6
nur durch, wenn Sie keine
Rückenbeschwerden haben!

Nacken verschränken, die Ellbogen zeigen waagerecht. Beide Knie auf der rechten Seite bis zum Boden absenken. Die Schulter bleibt flach am Boden.

**Übungsanleitung** Beim Ausatmen heben Sie Ihren Oberkörper gegen den Bandwiderstand an, beim Einatmen geben Sie wenige Zentimeter nach. Nach Beendigung Ihrer Wiederholungszahl legen Sie Ihren Oberkörper langsam ab auf den Boden. Drehen Sie Ihre Knie in Zeitlupentempo zurück zur Mitte, und wiederholen Sie die Übung zur linken Seite hin.

### 7. Achtertraining für den Bauch

**Ausgangsstellung** Thera-Band® etwas weniger als hüftbreit um Knöchel knoten. Rückenlage, Beine anstellen, Grundspannung. Beine senkrecht zur Decke strecken, Band zwischen Knöchel spannen. Achtung: Ihr Bauch muss während dieser Übung unbedingt flach bleiben. Ihre Lendenwirbelsäule darf sich nicht vom Boden abheben!

**Übungsanleitung** Halten Sie Ihr linkes Bein bewegungslos, während Sie mit Ihrem rechten Bein achtmal eine waagerecht liegende Acht in die Luft malen. Nun bleibt Ihr rechtes Bein statisch, während Sie mit Ihrem linken Bein achtmal eine waagerecht liegende Acht in die Luft malen.

# Stretchen und Entspannen des Bauchs

## 1. Bauchdehnung

### a) Bauchdehnung in die Länge

**Ausgangsstellung** Flache Rückenlage, Beine lang ausstrecken Arme über Kopf nach oben strecken.

**Übungsanleitung** Ziehen Sie Ihren Körper lang wie ein Gummiband. Heben Sie bewusst Ihre Lendenwirbelsäule vom Boden ab, und bilden Sie einen Hohlraum. Atmen Sie tief in den Bauch. Entspannen Sie alle Muskeln wieder.

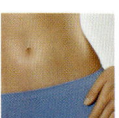

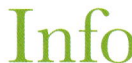 Info

Wichtig für Ihre Halswirbelsäule: Achten Sie während des Bauchtrainings auf die richtige Kopfposition! Ihr Kinn sollte eine Hand breit von der Brust entfernt und Ihr Blick Richtung Decke gerichtet sein. Stellen Sie sich Rücken und Nacken als eine Linie vor.

### b) Seitliche Bauchdehnung

**Ausgangsstellung**  Flache Rückenlage, die Beine lang ausstrecken, Arme über Kopf nach oben strecken.

**Übungsanleitung**  Ziehen Sie Arme und Beine mondsichelförmig nach links. Atmen Sie in die gedehnte, rechte Körperseite. Wiederholen Sie dies genauso nach rechts.

### c) Gedrehte Bauchdehnung

**Ausgangsstellung**  Rückenlage, Arme waagerecht neben Körper, Beine anstellen.

**Übungsanleitung**  Senken Sie beide Knie ganz nach rechts bis auf den Boden ab. Wichtig: Beide Schultern und Arme bleiben fest auf der Unterlage! Atmen Sie in die gedehnte, linke Körperseite. Führen Sie Ihre Knie langsam wieder zur Mitte, und legen Sie sie zur anderen Seite ab. Dehnen Sie diese auf gleiche Art und Weise.

> ## Fußreflexzonenmassage Bauch
>
> Nehmen Sie Ihren linken Fuß in die rechte Hand, und massieren Sie mit Ihrem rechten Daumen kreisförmig die Mitte Ihrer linken Fußsohle. Nach dem gleichen Muster massieren Sie Ihre rechte Fußsohle. Dieser Griff aus der chinesischen Medizin entspannt reflektorisch Ihre Bauchregion.

## 2. Bauchatmung

**Ausgangsstellung**  Bequeme Rückenlage.

**Übungsanleitung**  Legen Sie Ihre Handflächen flach auf Ihre Bauchdecke, und spüren Sie Ihre Atembewegung. Spüren Sie, wie sich ganz automatisch und harmonisch Ihre Bauchdecke mit jedem Atemzug hebt und wieder senkt. Vertiefen Sie diese natürliche Atembewegung, indem Sie etwas tiefer atmen.

*Für jedes Training gilt: Nach den Übungen sollten die Muskeln immer gedehnt und entspannt werden.*

# Wellnesstipps für einen schönen Bauch

☐  Bürsten Sie die Haut Ihres Bauchs jeden Morgen mit einer Naturbürste, einem Sisalhandschuh oder einem synthetischen Massagehandschuh vor dem Duschen trocken. Bürsten Sie die seitliche Taillenpartie. So befreien Sie Ihre Haut von überflüssigen Hautschüppchen und fördern die Hautdurchblutung.

*Zitat Hippokrates: »Der Weg zur Gesundheit ist täglich ein aromatisches Bad und eine duftende Massage«.*

☐ Duschen Sie Ihren gesamten Körper (auch Ihren Bauch) am Morgen im Wechsel heiß und kalt. Beenden Sie die Wechseldusche kalt. Verwenden Sie durchblutungsförderndes Duschgel mit Rosmarin, Lemongras, Algen- oder Efeuextrakten.

☐ Nach der Wechseldusche nehmen Sie Ihre abgetrocknete Bauchhaut zwischen Ihre Finger und zupfen Partie für Partie weg vom Körper. Dann nehmen Sie sich jeweils eine Hautfalte und rollen diese über den Bauch. Verfahren Sie genauso mit Ihrer Taillenregion. Ihr Gewebe wird auf diese Weise bis in die Tiefe durchblutet und Verhärtungen werden gelöst. Abgelagerte Schlacken können so (in Kombination mit Bewegung, ausreichend entschlackender Flüssigkeitszufuhr und gesunder Ernährung) leichter ausgeschieden werden. Am Anfang kann es sein, dass Sie diese Griffe als schmerzhaft empfinden. Dies ist ein Zeichen von bereits verklebten Bindegewebestrukturen (Zellulite). Lassen Sie sich nicht beirren, gehen Sie in der Intensität etwas zurück, geben Sie jedoch nicht auf.

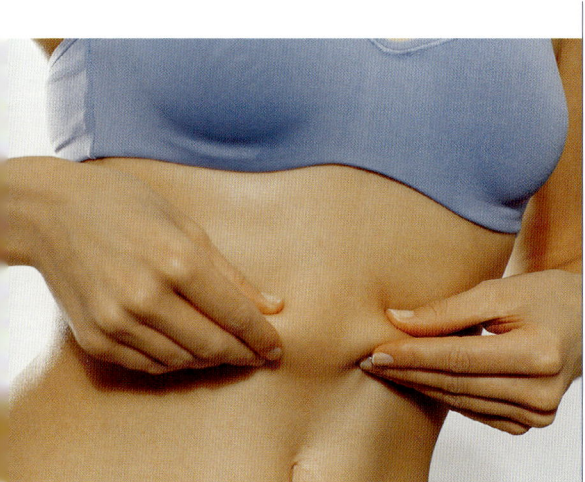

*In Kombination mit durchblutungsfördernden Essenzen hat eine Zupfmassage eine hervorragende Wirkung auf die Straffheit des Gewebes.*

☐ Nach der Zellulitemassage des Bauchs massieren Sie diesen mit einer straffenden Antizellulitecreme oder einem Gel. Lassen Sie sich hierzu in einem Fachgeschäft beraten. Bewährte Inhaltsstoffe: Algen, Thermalplankton, Efeu, durchblutungsfördernde ätherische Öle, Guarana, Koffein, Karnitin. Bedenken Sie: Ohne aktives Fatburning, aktive Übungen, ohne Antizellulitemassage und ein bewusstes Ernährungsverhalten werden Sie mit einer Antizellulitecreme nur sehr begrenzte Resultate erzielen. Massieren Sie Ihre Creme intensiv in die Bauch- und Taillenregion ein.

☐ Stellen Sie sich selbst ein entblähendes »Winde-Massageöl« für eine sanfte Bauchmassage zusammen: Auf einen Esslöffel süßes Mandelöl geben Sie einen Tropfen süßes ätherisches Fenchelöl, einen Tropfen ätherisches Anisöl, einen Tropfen ätherisches Korianderöl, einen Tropfen ätherisches Kreuzkümmelöl. Mischen Sie alles in einer kleinen Schale.

☐ Bauchmassage:

1. Reiben Sie das Öl mit sanftem Druck langsam gleitend im Uhrzeigersinn kreisend um Ihren Nabel ein.

2. Streichen Sie mit beiden Händen vom Schambein in Richtung Rippen, unterhalb der Rippen auseinander.

3. Beschreiben Sie mit den Händen rechts und links vom Nabel jeweils einen Kreis.

4. Beschreiben Sie mit den Händen rund um den Nabel kleine Spiralen mit den Fingerspitzen.

5. Streichen Sie den Bauch von oben nach unten aus.

6. Streichen Sie den Bauch von links nach rechts und rechts nach links quer.

7. Beenden Sie Ihre Bauchmassage wie unter Punkt 1.

8. Lassen Sie Ihre Handflächen noch etwas auf dem Bauch ruhen, und spüren Sie Ihre Atmung.

☐ Nehmen Sie morgens auf nüchternen Magen ein Glas Wasser ein, in dem Sie einen Teelöffel hoch dosierte Laktobazillen gelöst haben. Auf diese Weise besiedeln Sie Ihre Darmflora mit nützlichen Darmbakterien. Lassen Sie sich diesbezüglich in Ihrer Apotheke oder von Ihrem Heilpraktiker beraten.

☐ Ein Tipp aus der indischen Medizin: Trinken Sie über den Tag verteilt schluckweise heißes Wasser. Dieses Wasser lassen Sie 20 Minuten lang sprudelnd kochen. Füllen Sie es in eine Thermoskanne. Es wirkt entgiftend und entschlackend. Im Ayurveda nennt man dieses Wasser »belebtes Wasser«.

☐ Spannen Sie tagsüber öfter mal Ihre Bauchmuskeln intensiv an! Am Schreibtisch, im Auto, beim Gehen, beim Stehen in Warteschlangen. Ziehen Sie Ihren Nabel in Richtung Wirbelsäule, Ihr Schambein in Richtung Brustkorb. Bleiben Sie trotzdem ganz und gar aufrecht!

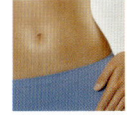

# Tipp

Trinken Sie in Wasser gelöste Heilerde (erhältlich in Apotheke oder Reformhaus), wenn Sie sich vom Magen her unwohl, sauer oder gebläht fühlen. Bei massiveren Beschwerden suchen Sie selbstverständlich Ihren Arzt auf.

# Schöne Beine mit dem Thera-Band®

Ihre Beine tragen Sie durchs Leben – ganz selbstverständlich. Auf den Wert dieses Teils Ihres Körpers werden die meisten erst aufmerksam, wenn bereits Probleme aufgetreten sind. Krampfadern, dicke Beine, Gelenkschmerzen, Reiterhosen, Zellulite. Lassen Sie es nicht so weit kommen! Schenken Sie Ihren Beinen die Aufmerksamkeit, die sie verdienen, damit Probleme später gar nicht erst Form annehmen.

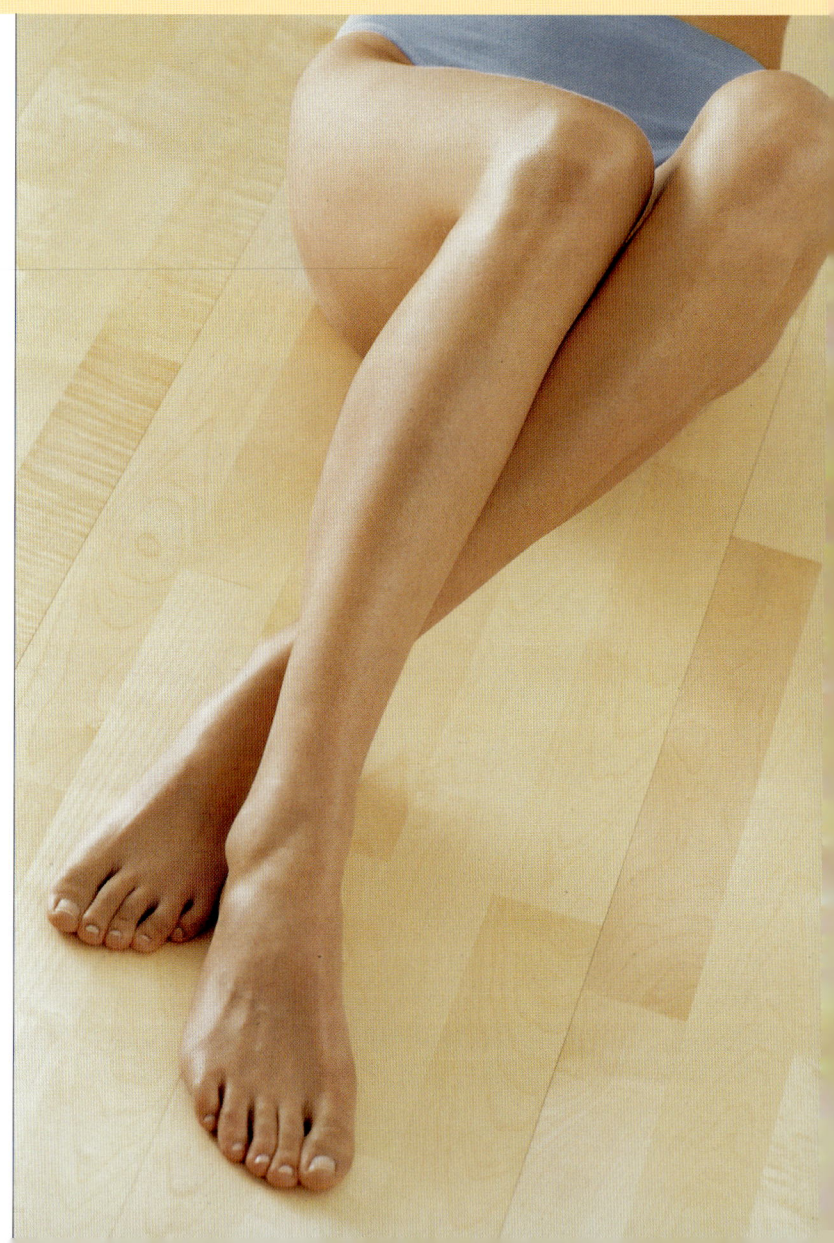

# Das Übungspaket rund um die Beine

Nehmen Sie sich täglich zehn Minuten Zeit für Ihr Beintraining, wenn Sie einige der folgenden Fragen mit Ja beantworten können:

☐ Möchten Sie etwas gegen Ihre Zellulite im Bereich der Oberschenkel tun?

☐ Wünschen Sie sich eine schlankere, straffere Beinsilhouette?

☐ Hatten Sie schon einmal Probleme mit den Hüft-, Knie- oder Sprunggelenken? (Bei akuten Problemen sollten Sie vor dem Training Ihren Arzt aufsuchen.)

☐ Möchten Sie Ihre Venen trainieren und dadurch Krampfadern vorbeugen?

☐ Üben Sie einen stehenden Beruf aus?

☐ Möchten Sie Ihre Beinmuskulatur aufs Bergwandern, Skifahren oder andere Sportarten vorbereiten?

☐ Verbringen Sie viel Zeit im Flugzeug oder Auto?

## Richtig trainieren

Neben Wellnesserkenntnissen aus der Thalassotherapie und der chinesischen Akupressur gehört neben gezielter Kräftigung und Dehnung der Begriff »Fatburning« zu den Schlüsselworten für schöne, gesunde Beine.

Als Fatburning wird Bewegung dann bezeichnet, wenn Sie sich mit genau definiertem Belastungspuls mehr als 30 Minuten körperlich betätigen. Allein mit körperformendem Training ohne diese Ausdauerleistung werden Sie Ihr Ziel schöner, schlanker Beine kaum erreichen.

Die Anschaffung einer Pulsuhr lohnt sich (gibt es in jedem Sportgeschäft) und erspart Ihnen das immer wieder mühsame Pulsmessen. Sie haben damit während der Bewegung Ihren Puls im

Nutzen Sie längere »Stehzeiten« (Haltestelle, Bus, Schlange vor der Kasse) zu lymphflussanregender, venenunterstützender Beingymnastik: Zehen- und Fersenstand im Wechsel.

Um Ihre Fettreserven zu verbrennen, müssen Sie sich an folgende Regel halten: Sie trainieren kontinuierlich mit 65 bis 70 Prozent Ihrer Herzmaximalfrequenz. Die maximale Herzfrequenz beträgt 220 minus Ihr Alter, z. B.: 35 Jahre => maximale Herzfrequenz = 185, davon 65 bis 70 Prozent => Diese Person sollte, um wirkungsvoll Fett zu verbrennen mit Puls zwischen 120 und 130 trainieren.

Blick. Wenn Sie nach dem Motto »mehr hilft mehr« intensiver trainieren und somit über Ihren Belastungspuls liegen, gerät Ihre Muskulatur in ein Sauerstoffdefizit. Sie verbrennen nun Ihre Kohlenhydrat- und nicht Ihre Fettreserven. Sie fühlen sich nach dem Training erschöpft und sind langfristig frustriert aufgrund des geringen Fettabbaus.

## Beinmuskulatur – Aufwärmen vor dem Training

Besonders vor dem Beintraining ist das Aufwärmen und Vordehnen sehr wichtig, um Mikrofaserrissen vorzubeugen. Wenn Sie sich einfach nur aufwärmen wollen, ohne den zuvor beschriebenen Fatburningeffekt, der erst nach mindestens 30 Minuten Belastung im aeroben Bereich auftritt– tanzen Sie sich einfach warm. Springen Sie fünf Minuten Seil. Hüpfen oder marschieren Sie zehn Minuten auf der Stelle, und bewegen Sie Ihre Arme mit. Gehen Sie in breite Seitschritte. Dehnen Sie dann Ihre Beine sanft in dieser Reihenfolge:

### 1. Innenseitendehnung

Aufrechter Stand in breiter Grätsche. Verlagern Sie Ihr Gewicht nach rechts, beugen Sie Ihr rechtes Knie. Das linke Bein wird gestreckt. Ziehen Sie Ihre linke Fußspitze hoch, und atmen Sie in Ihrer Vorstellung in die gedehnte Innenseite des linken Beins. Dehnen Sie genauso die andere Seite.

### 2. Wadendehnung

Nehmen Sie eine weite Schrittstellung ein. Ihr vorderes Bein ist gebeugt, das hintere gestreckt. Ziehen Sie Ihre Ferse intensiv hinunter in den Boden, und spüren Sie die Dehnung in Ihrem Wadenmuskel. Seitenwechsel.

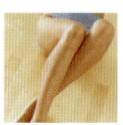

## Info

Wenn Sie genau wissen wollen, ob Sie zu viel Fettanteil im Körper haben, lassen Sie sich beim Sportarzt, in der Apotheke oder im Fitnessstudio eine Körperfettanalyse (mit einem Fettmessgerät) erstellen. Der Maximalwert des Körperfettanteils im normalen Bereich beträgt bei Frauen 25 Prozent, bei Männern 18 Prozent.

### 3. Rückseitendehnung

Schrittstellung. Verlagern Sie Ihr Gewicht auf Ihr hinteres Bein. Strecken Sie Ihr vorderes Bein, und ziehen Sie Ihre Fußspitze nach oben. Atmen Sie in Ihrer Vorstellung in die gedehnte Rückseite des vorderen Beins. Beinwechsel. Achtung: Bei dieser Dehnung sind Ihre Hüftgelenke gebeugt, Ihre Wirbelsäule jedoch absolut gestreckt.

### 4. Vorderseitendehnung

Aufrechter Stand auf einem Bein, eventuell mit einer Hand abstützen (Für mehr Sicherheit!). Spielbein mit der zweiten Hand am Fuß fassen und Dehnung halten.
Achtung: Beide Knie sollten sich auf einer Höhe befinden. Bei dieser Dehnung spüren Sie ein Ziehen im vorderen Oberschenkelbereich. Wechseln Sie zum anderen Bein.

## Das Beintraining mit dem Thera-Band®

Führen Sie jede der folgenden Übungen in drei Übungseinheiten mit jeweils zehn Wiederholungen pro Bein durch. Steigern Sie sich mit der Zeit bis auf drei Übungseinheiten mit jeweils 30 Wiederholungen.
Wichtig ist, dass Sie (besonders im Stand) keine Ausweichbewegungen machen. Tipp zur Kontrolle: Üben Sie vor einem Spiegel! Die folgenden vier Übungen haben immer die gleiche Ausgangsposition.
**Ausgangsstellung** Aufrechter Stand, Hände in Hüften stützen oder (sicherer!) seitlich auf Stuhl, Tisch oder an die Wand. Thera-Band® in Knöchelhöhe zur Schlinge knoten. Falls Sie Knieproblemen haben, legen Sie die Bandschlaufe einfach etwas oberhalb Ihrer Kniegelenke an. Dies ist zwar nicht so intensiv, jedoch absolut gelenkschonend. Knoten Sie hierbei Ihre Schlaufe wesentlich enger.

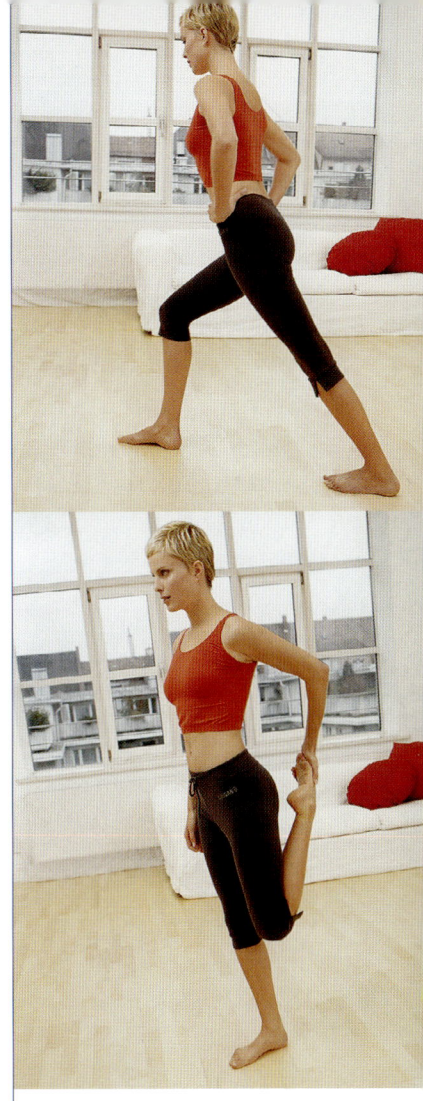

*Bild oben (Übung 2): Spüren Sie die Spannung im ganzen Bein, nicht nur in der Wade.*
*Bild unten (Übung 4): Achten Sie darauf, dass der Oberkörper möglichst gerade bleibt!*

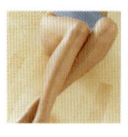

# Tipp

Für Übung eins bis drei gibt es die folgenden Variationsmöglichkeiten:
- Führen Sie den kompletten Bewegungsweg aus.
- Führen Sie vom maximalen Bewegungsende her nur eine Minibewegung zurück (fünf Zentimeter), dann wieder den Zug in die Endbewegung hinaus.
- Gehen Sie in die absolute Endstellung, und halten Sie diese mindestens 30 Sekunden lang, während Sie gleichmäßig weiteratmen.

### 1. Sidelift für äußere Oberschenkel

**Übungsanleitung** Beugen Sie Ihr Standbein ganz leicht im Kniegelenk. Falls Sie sich mit Ihrer linken Hand seitlich abstützen, ist Ihr linkes Bein das Standbein, Ihr rechtes Bein das Übungsbein. Ziehen Sie die rechte Fußspitze nach oben und Ihr rechtes Bein langsam gegen den Widerstand des Bands nach außen. Die Zugrichtung muss exakt auf Körperhöhe, also weder vor, noch hinter Ihrem Körper verlaufen. Nur so erzielen Sie die optimale Wirkung für Ihre äußeren Oberschenkelmuskeln. Nach der Wiederholungssequenz gehen Sie genauso mit Ihrer linken Oberschenkelaußenseite vor.

### 2. Sidelift für innere Oberschenkel

Achtung: Knoten Sie Ihre Bandschlaufe möglichst eng an Ihre Knöchel.
**Übungsanleitung** Führen Sie Ihr gestrecktes, rechtes Bein vor Ihrem Körper nach links. Ziehen Sie hierbei wieder die Fußspitze Ihres Trainingsbeins nach oben. Ziehen Sie maximal nach innen gegen den Widerstand des Thera-Bands®. Nach der Wiederholungsserie gehen Sie genauso mit Ihrer linken Oberschenkelinnenseite vor.

### 3. Beugung für hintere Oberschenkel

**Übungsanleitung** Kontrollieren Sie die leichte Beugeposition des Knies Ihres Standbeins. Beugen Sie nun das Spielbein langsam nach hinten gegen den Widerstand des Thera-Bands® an. Nach den Wiederholungen Seitenwechsel.

### 4. Training der Oberschenkelvorderseiten

**Übungsanleitung** Achtung: Bei dieser (sehr effektiven) Übung vertauschen Sie den gewohnten Übungsablauf, aktiv gegen den Widerstand des Gummibands zu arbeiten: Ziehen Sie Ihr gestrecktes, rechtes Bein einmal gegen das Band in Endposition maximal nach hinten. Diese Position bleibt nun »eingefroren«. Ihre Bewegung führen Sie jetzt mit dem Knie des linken Standbeins durch! Beugen Sie dieses Knie langsam, und strecken Sie es wieder. Nach Abschluss dieser Übungssequenz führen Sie Ihr Gummibandbein langsam zurück. Wechseln Sie Ihre Seite, und trainieren Sie nach gleichem Prinzip Ihr anderes Bein.

### 5. Wadenpumpübung
**Ausgangsstellung** Flache Rückenlage, Beine senkrecht, Thera-Band® über Fußsohlen legen, die Bandenden rechts und links neben Körper mit Händen fixieren.
**Übungsanleitung** Strecken Sie Ihre Fußspitzen gegen den Widerstand des Thera-Bands® Richtung Decke, dann wieder zurück in die Beugung. Ihre Knie sollten währenddessen möglichst gestreckt und ruhig bleiben. Diese Bewegung findet ausschließlich in den Sprunggelenken statt.

### 6. Beinpresse
**Ausgangsstellung** Wie bei Übung 5.
**Übungsanleitung** Spannen Sie Ihr Thera-Band® maximal. Ihre Knie sind gestreckt. Geben Sie mit Ihren Knien etwas in der Beugung nach, und strecken Sie sie wieder gegen den Widerstand des Bands. Ihre Sprunggelenke sollten während dieser Übung absolut unbewegt bleiben, die Bewegung findet ausschließlich in den Kniegelenken statt.

*Achten Sie darauf, dass die Übungen 1 bis 4 mit einer minimalen Restbeugung zur Schonung der Gelenke durchgeführt werden.*

*Von links nach rechts (Übung 1, 2 und 4): Achten Sie darauf, dass der Rücken gerade bleibt. Bild unten (Übung 5): Machen Sie die Übung langsam, um die Gelenke nicht zu überlasten.*

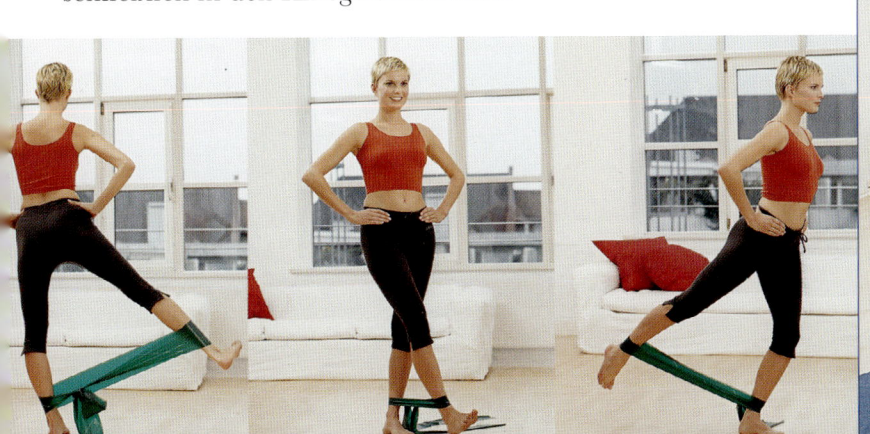

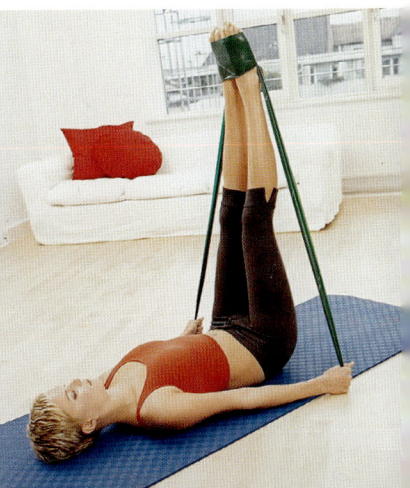

### 7. Äußere Oberschenkel aus Rückenlage trainieren

**Ausgangsstellung** Flache Rückenlage, Thera-Band® als Schlinge in Knöchelhöhe knoten. Falls Sie Knieprobleme haben sollten, knoten Sie Ihr Thera-Band® als Schlaufe etwas oberhalb Ihrer Kniegelenke.

**Übungsanleitung** Ziehen Sie Ihre Fußspitzen in Richtung Kopfende an. Grätschen Sie beide Beine langsam gegen den Bandwiderstand nach außen – soweit wie möglich. Führen Sie die Beine langsam wieder zur Mitte zurück. Üben Sie diese Trainingssequenz 20-mal.

### 8. Inneren Oberschenkel aus Seitenlage trainieren

**Ausgangsstellung** Bandschlinge wie bei Übung 7, Stützposition der Arme ebenso. Das obere Bein über das untere stellen, das untere Bein strecken.

**Übungsanleitung** Ziehen Sie die Fußspitze des unteren Beins an, und heben Sie dieses Bein gegen den Bandwiderstand wenige Zentimeter nach oben an. Absolvieren Sie zwei Übungseinheiten mit jeweils zehn Wiederholungen. Danach wechseln Sie die Seite.

## Stretchen und Entspannen der Beinmuskulatur

### 1. Innere Oberschenkel dehnen

Setzen Sie sich aufrecht auf den Boden.

☐ Legen Sie Ihre Fußsohlen gegeneinander, und senken Sie Ihre Knie seitlich maximal ab. Achtung: Wirbelsäule muss gerade bleiben.

☐ Grätschen Sie die ausgestreckten Beine maximal, strecken Sie Ihr Knie durch, ziehen Sie Ihre Fußspitzen an. Achtung: Wirbelsäule gerade halten.

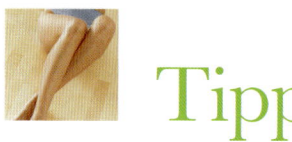

## Tipp

Wenn Sie zu geschwollenen Beinen neigen, sollten Sie sie öfter mal hochlegen, im Sommer Kompressionsstrumpfhosen tragen und lauwarme bis leicht kühle Sitzbäder mit Rosskastanienextrakten nehmen.

### 2. Äußere Oberschenkel dehnen

Rückenlage. Ein Bein strecken Sie senkrecht zur Decke, das andere legen Sie mit der Ferse vor das Knie des gestreckten Beins. Ziehen Sie mit Ihren Händen das gestreckte Bein maximal in Richtung Kopfende. Seitenwechsel.

### 3. Vordere Oberschenkel dehnen

Einbeinstand. Anderes Bein am Fuß fassen und maximal beugen. Achtung: Wirbelsäule gerade, Knie auf einer Höhe. Das andere Bein dehnen Sie ebenso.

### 4. Beinrückseiten dehnen

Aufrechter Stand. Legen Sie Ihr Bein gestreckt auf einen Tisch oder, falls dieser zu hoch sein sollte, auf eine Stuhlfläche. Strecken Sie Ihr Knie durch, ziehen Sie Ihre Fußspitze an, strecken Sie Ihre Wirbelsäule. Sie verstärken die Dehnung in dem Sie Ihren Oberkörper (mit gestreckter Wirbelsäule!) nach vorne beugen. Seitenwechsel.

### 5. Waden dehnen

Gehen Sie in eine weite Schrittstellung. Beugen Sie Ihr vorderes Knie, strecken Sie Ihr hinteres Knie, und drücken Sie Ihre hintere Ferse intensiv in den Boden. Seitenwechsel.

**Trinken Sie mindesten drei Liter pro Tag**

- Kräutertees in allen Variationen
- Entschlackende und entwässernde Tees
- Mineralwasser ohne Kohlensäure
- Limettenwasser
- Grüner Tee
- Heißes Wasser, mit frischen Ingwerstückchen 20 Minuten gekocht (aktiviert den Abbau von überschüssigem Fett)
- Heißes Wasser mit etwas frisch gepresstem Zitronensaft
- Gemüsemixsaft (Reformhaus) ohne Salzzusatz (mindestens eine Flasche pro Tag)
- Reismilch oder Vanillereismilch

## Die Wellnessstrategie für schöne Beine

☐ Ernähren Sie sich kalium- und enzymreich mit folgenden Lebensmitteln: Ananas (eine pro Tag), Mangos, Kiwis, Papayas (essen Sie die würzigen Kerne von einer Papaya pro Tag mit), Bananen (nicht mehr als drei pro Tag), Avocados (nicht

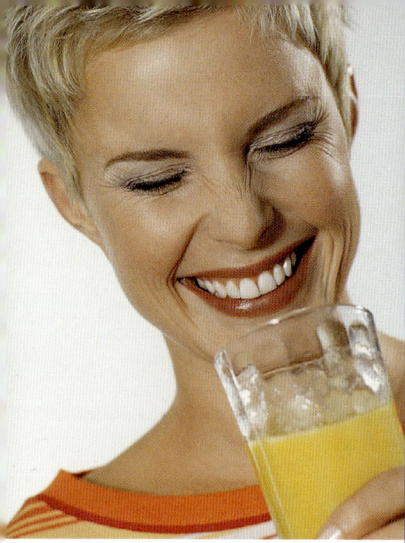

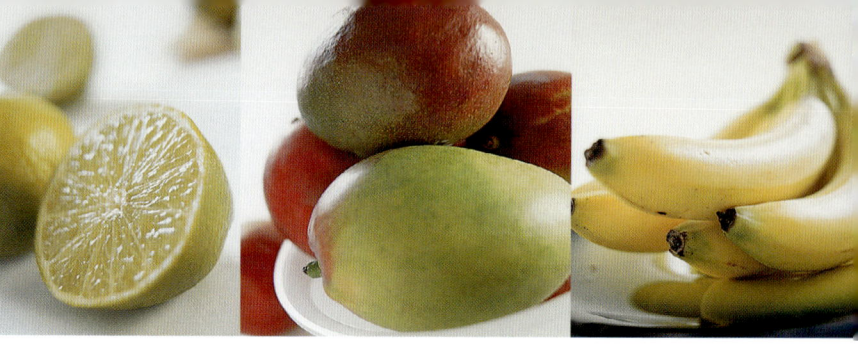

*Auf die richtige Ernährung kommt es an: Mit den richtigen Biostoffen können Sie viel für die Gesundheit Ihres Körpers tun – und dabei einfach besser aussehen!*

*Ihre Shakes mit Bananen werden im Sommer zur eisig-cremigen Erfrischung, indem Sie die Bananen vor dem Mixen ein paar Stunden im Tiefkühl-fach gefrieren lassen.*

mehr als zwei pro Tag), Melonen, frische Kräuter aller Art ohne Dressing (besonders wichtig: Petersilie), Rucola roh, ohne Dressing, Gartenkresse roh, ohne Dressing, Sprossen und Keime aller Art roh, ohne Dressing.

☐ Nehmen Sie Nahrungsergänzungsmittel zu sich: Algentabletten mit Jod zur Stoffwechselanregung (lassen Sie sich im Reformhaus oder in der Apotheke beraten), Magnesium-Kalzium-Brausetabletten, zur Darmunterstützung hoch dosierte Milchsäurebakterien, Kieselerde (Silicea) für Bindege-webestraffung.

☐ Trinken Sie Vitaminshakes – statt Süßigkeiten:

**Piña-Colada-Shake:** Eine halbe zerkleinerte Ananas, zwei Bananen, eine Tasse Reismilch und Bourbonvanillepulver im Mixer zu einem cremigen Shake rühren.

**Mango-Limetten-Shake:** Zwei zerkleinerte Mangos, eine Banane, Saft und Schale von einer ungespritzten Limette mit einer Tasse Wasser mixen.

**Gemüseshake:** Eine weiche, zerkleinerte Avocado, den Saft von einer Zitrone und eine Tasse biologischen Gemüsemixsaft mit frisch gemahlenem Pfeffer cremig mixen.

**Bananen-Vanille-Shake:** Zwei Bananen, zwei Tassen Vanille-reismilch und etwas Bourbonvanille cremig mixen.

**Bananen-Zimt-Shake:** Zwei Bananen, zwei Tassen Vanille-reismilch und eine Prise Zimt mixen.

☐ Fördern Sie die Durchblutung von Haut und Gewebe: Ideal hierfür ist das Trockenbürsten des gesamten Körpers, besonders effektiv in Funktionsrichtung der chinesischen Meridiane. Jeweils an den Außenseiten der Beine hinunter – an den Innenseiten hinauf bürsten. Darüber hinaus bietet sich auch die Verwendung von durchblutungsfördernden Waschlotionen (Rosmarin, Algen, Koffein, Efeu) an oder das Einmassieren von Antizelluliteprodukten.

☐ Entwässern und entschlacken Sie Ihr Gewebe:

**Meersalzbad** Eine Stunde baden, das Wasser mit Salz aus dem Toten Meer oder mit basischem Badesalzkonzentrat (siehe Seite 32) versetzt. Im 15-Minuten-Rhythmus intensives Abrubbeln Ihres gesamten Körpers mit einem Massagehandschuh aus Sisal oder, wer es hygienischer mag, Syntetik. Nach dem Bad Wasser abstreifen und ohne Hautcremes zu Bett gehen. Sollten Sie sehr trockene Haut haben, verwenden Sie etwas reines Sesamöl. Wichtig: Ihre gesamte Haut sollte in der Nacht atmen und ausscheiden können.

**Meersalzpeeling** Mischen Sie feines, am besten biologisches Meersalz aus dem Atlantik oder Mittelmeer mit etwas Sesamöl zu einer dicken Paste. Massieren Sie mit diesem Gemisch kreisend Ihre Beine und Ihren Po. Spülen Sie Ihren Körper anschließend gründlich ab. Statt Sesamöl können Sie auch reines, kaltgepresstes Olivenöl verwenden. Durch das Meersalzpeeling regen Sie Ihre Hautdurchblutung an, entfernen abgestorbene Hautschüppchen und reichern Ihre Haut mit kostbaren Meersalzmineralien an.

**Schlammmassage** Rühren Sie Heilerde mit etwas warmen Wasser zu einem Brei, und tragen Sie diesen auf Ihre Beine auf. Massieren Sie – in der Dusche oder Badewanne stehend – Ihre Haut in kreisenden Bewegungen. Nehmen Sie immer wieder etwas Wasser dazu, so dass die Schlammschicht gleitfähig bleibt. Duschen Sie sich nach zehn Minuten mit klarem Wasser ab, oder lassen Sie in Ihre Badewanne Wasser ein, dem Sie etwas Meersalz zugeben. Rubbeln Sie dann die Schlammreste mit einem Badehandschuh gründlich ab.

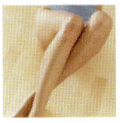

# Info

Schriftliche Zeugnisse von der Heilkraft des Toten Meeres reichen bis zu Kleopatra zurück, die ihre Haut mit Mineralien aus dem Toten Meer pflegte. Totes-Meer-Salz besitzt mit 30 Prozent eine außerordentlich hohe Salz- und Mineralkonzentration! Wegen seines hohen Anteils an Kationen kann es besonders gut in die Haut eindringen. Die Salze wandern über die feinen Haargefäße (Kapillaren) ins Blut und wirken auf den gesamten Körper heilend.

# Knackiger Po mit dem Thera-Band®

In und auf den einschlägigen Frauenzeitschriften tummeln sich reihenweise schlanke Frauen mit straffem Gewebe und knackigem Po – aber da stehen Sie natürlich drüber! Bis Sie auf der Jagd nach einem neuen Bikini in einer dieser kleinen, sparsam beleuchteten Umkleidekabinen vor dem Spiegel stehen…Jetzt aber nichts wie ran an den Speck und den Body in Form gebracht. Übrigens: Nehmen Sie Ihr Thera-Band® ruhig mit in den Urlaub, es passt in jeden Koffer.

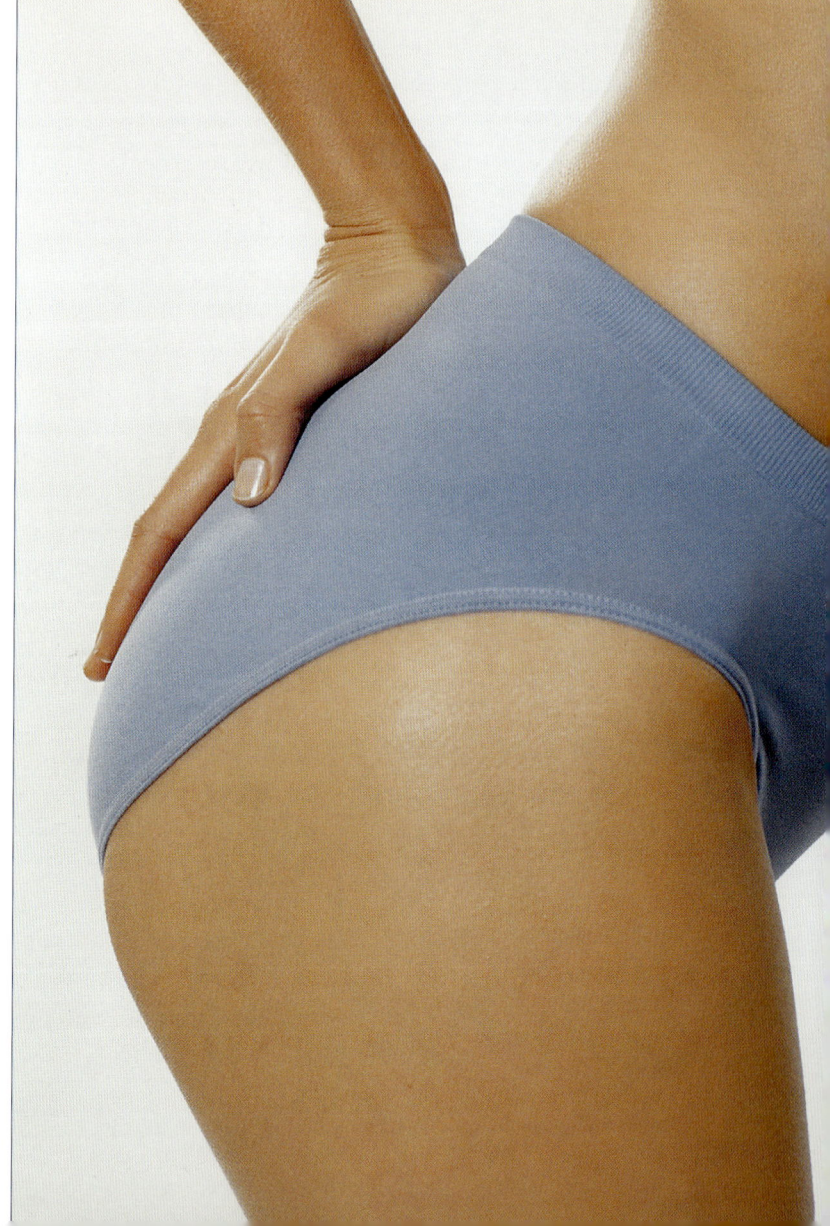

# Das Übungspaket rund um den Po

Nehmen Sie sich täglich mindestens 10 Minuten Zeit für Ihr Potraining, wenn Sie einige der folgenden Fragen mit Ja beantworten können:

☐ Sitzen Sie lange am Schreibtisch oder am Steuer?

☐ Hatten Sie schon einmal Bandscheibenprobleme?

☐ Haben Sie bei kritischem, seitlichem Blick in den Spiegel bei sich eine Tendenz zum »Hängepo« feststellen können?

☐ Haben Sie in letzter Zeit stark abgenommen? Hängt Ihre Haut im Pobereich faltig?

☐ Sind Sie mit Ihrer Figur zufrieden, hätten nur gerne einen etwas knackigeren Po?

☐ Neigen Sie zu Beschwerden im Hüftgelenksbereich?

☐ Haben Sie Schwangerschaftsstreifen im Pobereich?

☐ Zeichnen sich Dellen bzw. Zelluliteanzeichen rund um Ihren Po ab? Möchten Sie dagegen wirkungsvoll arbeiten?

## Pomuskulatur – Aufwärmen vor dem Training

Durch das Aufwärmen der Muskulatur rund um den Po vermeiden Sie später unnötigen Muskelkater. Legen Sie dazu flotte rhythmische Musik auf.

### 1. Gehen auf der Stelle

Gehen Sie intensiv und dynamisch im Rhythmus der Musik auf der Stelle. Ziehen Sie nach einiger Zeit vorne die Knie hoch. Werden Sie beim Gehen immer breitbeiniger, bis Sie mit gegrätschten Beinen auf der Stelle gehen.

Sie finden in diesem Kapitel rund um den Po sowohl einen Schlüssel zu dessen Schönheit als auch zur Gesunderhaltung rund um Becken, Hüften und Oberschenkelhälse.

Wussten Sie, dass die Pomuskeln die größten Muskeln Ihres Körpers sind? Leider bewahrt Sie diese Tatsache nicht davor, dass Ihnen ohne regelmäßiges Training (Joggen, Spazierengehen, Treppensteigen, Bergwandern, Schwimmen) Zellulite und Hängepo drohen.

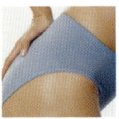

### Info

Mit trainierten Hüft- und Gesäßmuskeln verringert sich die Gefahr, dass Sie sich bei einem Sturz den Oberschenkelhals brechen. Darüber hinaus sollten Sie ausreichend Mineralstoffe und Vitamine zu sich nehmen. Wussten Sie, dass wertvolle, zugeführte Mineralstoffe nur dann im Knochen eingelagert werden, wenn Sie sich ausreichend sportlich betätigen?

### 2. Treppengehen

Gehen Sie in flottem Tempo Ihre Treppen zu Hause rauf und runter, oder treten Sie einige Minuten in einem Steppergerät, falls Sie eines besitzen.

### 3. Pogang im Sitzen

Setzen Sie sich mit langem, geradem Rücken und nach vorne gestreckten Beinen auf den Boden. Schieben Sie abwechselnd ein Bein aus dem Po heraus nach vorne. Auf diese Weise »gehen« Sie einen Meter nach vorne, dann auf die gleiche Weise wieder einen Meter zurück.

### 4. Schütteln und Wackeln

Im Stehen schütteln Sie Ihren gesamten Körper an den Knien heraus locker durch. Die Schüttelbewegung sollte bis hinauf in Ihren Kopf gehen. Wackeln Sie mit Ihrem Po.

### 5. Po vordehnen im Stand

Legen Sie eine Ferse nach vorne auf einen Stuhl oder Tisch, strecken Sie dieses Bein, und ziehen Sie diese Fußspitze an. Beugen Sie das Knie des Standbeins, schieben Sie ihren Rücken gerade. Dehnen Sie so weit, bis Sie ein Ziehen in Ihrem Pomuskel spüren. Dehnen Sie beide Seiten.

## Das Potraining mit dem Thera-Band®

Führen Sie jede der folgenden sieben Übungen in einer Wiederholungszahl von zehnmal – kurze Pause und noch weitere zehnmal durch. Jeweils für beide Seiten. Steigern Sie sich mit der Zeit bis auf 30-mal pro Übungseinheit. Sehr wichtig ist bei sämtlichen Trainingsübungen für den Po die korrekte Ausgangsstellung, um die Lendenwirbelsäule zu schützen. Halten Sie sich genau an die Anweisungen.

## 1. Potraining aus dem Sitz

**Ausgangsstellung** Sitz auf Stuhl, Rücken aufrecht, das Thera-Band® zwischen den Händen spannen und die Arme über den Kopf nach oben strecken.

**Übungsanleitung** Verlagern Sie Ihr Gewicht nach vorne auf die Fußsohlen, und heben Sie Ihren Po langsam vom Stuhl ab, so als wollten Sie aufstehen. Verharren Sie in der Bewegung etwa 20 Zentimeter oberhalb der Sitzfläche. Senken Sie Ihr Becken zehn Zentimeter ab, verharren Sie wieder. Heben Sie Ihr Becken an usw. Absolvieren Sie zwei Trainingseinheiten mit je zehn Wiederholungen.

## 2. Grätsche als Potraining

**Ausgangsstellung** Thera-Band® als Schlinge um Knie knoten, unter Bandspannung Grätschstand einnehmen, Hände in die Hüften stützen.

**Übungsanleitung** Gehen Sie langsam in die Knie, verharren Sie dort. Kommen Sie langsam hoch in die Streckung. Heben Sie kurz vor der Streckung Ihr rechtes Bein nach rechts hinten ab, gehen Sie dann wieder zurück in die Beugung. Pro Seite zehnmal wiederholen.

## 3. Brücke und Brückenvariationen als Potraining

**Ausgangsstellung** Rückenlage, Beine anstellen, Thera-Band® quer über Beckenknochen legen. Mit den Armen die Bandenden am Boden fixieren.

**Übungsanleitung** Heben Sie Ihr Becken langsam so weit wie möglich vom Boden ab. Spannen Sie Ihre Pomuskeln fest an. Führen Sie jede der folgenden Übungsvarianten jeweils zehnmal durch.

☐ Grundübung: Senken Sie Ihr Becken langsam wieder bis auf den Boden ab. Heben Sie es wieder maximal an, die Pomuskeln anspannen, das Becken wieder absenken.

Medizinisches Zusatzplus: Mit gut gekräftigter und dehnbarer Gesäßmuskulatur können Sie Hüftgelenksbeschwerden vorbeugen.

Kaufen Sie sich im Sportgeschäft eine einzelne, frei stehende Treppenstufe, Step genannt. Führen Sie zum Aufwärmen den »Basic Step« durch: Sie betreten mit dem rechten Fuß die Stufe, setzen den linken Fuß daneben. Sie gehen mit dem rechten Fuß zuerst wieder nach hinten unten zurück, setzen den linken Fuß daneben. Dies nennt sich Basic Step rechts. 30-mal Basic Step rechts und 30-mal Basic Step links.

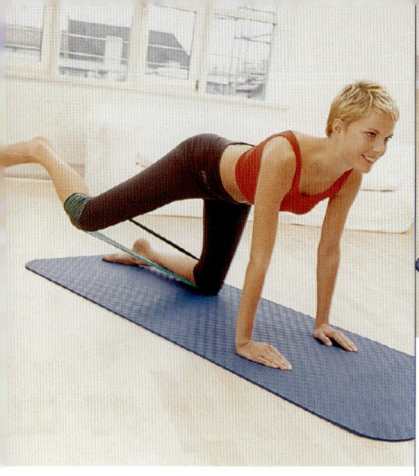

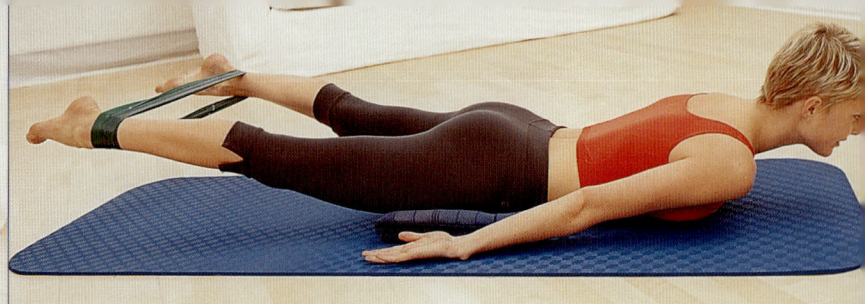

*Bild oben (Übung 4): Halten Sie bei dieser Übung Ihren Rücken auf einer Linie absolut gerade.*
*Bild oben rechts (Übung 5): Hier heißt es durchhalten! Auch wenn's schwer fällt.*

Die Grundform Ihrer Kehrseite ist genetisch vorgegeben – Apfel- oder Birnenform. Daran können Sie nichts ändern. Sie können jedoch den Zustand Ihrer Kehrseite positiv beeinflussen – Kräftigung und Straffung heißt das Ziel!

☐  Wie Grundübung, stehen Sie jedoch nur auf den Fersen.

☐  Wie Grundübung, strecken Sie dabei jedoch Ihr rechtes Bein senkrecht zur Decke, im Anschluss das linke Bein.

☐  Wie Grundübung, strecken Sie dabei jedoch zuerst Ihr rechtes Bein, danach das linke Bein waagerecht nach vorne.

### 4. Potraining aus dem Vierfüßlerstand

**Ausgangsstellung** Vierfüßlerstand oder Ellbogenstand. Thera-Band® um Knie zu Schlinge knoten.

**Übungsanleitung** Heben Sie Ihr Bein langsam so weit wie möglich zur Seite an und senken es langsam wieder in die Ausgangsposition. Spannen Sie die Bauchmuskeln an, und achten Sie unbedingt darauf, dass Ihr Rücken nicht durchhängt. Heben Sie Ihr Bein nur so weit, wie Sie die Position Ihres Rückens auch kontrollieren können! Wiederholen Sie die Übung zehnmal, und wechseln Sie danach die Seite.

☐  Schieben Sie Ihr angewinkeltes Bein langsam und bewusst Richtung Decke gegen den Widerstand des Latexbands. Senken Sie es langsam wieder. Achtung: Heben Sie Ihren Oberschenkel maximal auf Hüfthöhe, und achten Sie auf einen geraden, unbewegten Rücken. Spannen Sie Ihren Bauch fest an, so vermeiden Sie ein Durchhängen der Wirbelsäule.

☐  Schieben Sie Ihr gestrecktes Bein langsam gegen den Widerstand des Thera-Bands® nach oben, maximal bis in Hüfthöhe. Ziehen Sie dabei Ihre Fußspitze an. Geben Sie aus Ihrer Maximalspannung fünf Zentimeter nach und ziehen dann wieder nach oben.

## 5. Potraining aus der Bauchlage

**Ausgangsstellung** Thera-Band® um Knöchel knoten, Bauchlage, zusammengerolltes Handtuch unter Becken legen. Arme seitlich in V-Form legen.

**Übungsanleitung** Dehnen Sie Ihr Thera-Band® maximal auseinander, und heben Sie Ihre Beine leicht vom Boden ab. Einige Zentimeter sind dabei bereits vollkommen auseichend. Spannen Sie Ihren Po maximal an, und halten Sie gleichzeitig Ihr Thera-Band® intensiv auf Spannung. Die Beine langsam wieder ablegen, und die Übung zehnmal wiederholen.

## 6. Potraining aus der Seitenlage

**Ausgangsstellung** Seitenlage, unteres Bein anbeugen, oberes Bein strecken, Thera-Band® um beide Knöchel knoten. Den oberen Arm vor dem Oberkörper abstützen, den unteren Arm unter den Kopf legen.

**Übungsanleitung** Ziehen Sie Ihre obere Fußspitze an. Drehen Sie Ihre Ferse nach oben, so dass die Zehen Richtung Boden zeigen. Ziehen Sie in dieser Position Ihr Bein maximal nach oben. Aus dieser Endposition geben Sie fünf Zentimeter nach, ziehen dann wieder ganz nach oben. Die Übung zehnmal wiederholen.

Achten Sie unbedingt darauf, dass Ihr Becken mit Ihrer Wirbelsäule eine Linie bildet, auf keinen Fall nach hinten ausweicht. Als gedankliche Hilfe schieben Sie den vorderen, oberen Beckenknochen kontinuierlich nach vorne. Drehen Sie sich auf die andere Seite, und trainieren Sie mit dem anderen Bein auf dieselbe Weise.

## 7. Potraining im Stand

**Ausgangsstellung** Aufrechter Stand, Thera-Band® um Knöchel knoten, Hände in die Hüften oder für eine größere Sicherheit auf einen festen Gegenstand abstützen.

Egal, ob Bauch, Po oder Beine: manuelle Zupf-Roll-Massage (auch als Zellulitemassage bezeichnet) durchblutet und festigt Ihr Gewebe. Durch diese Massagetechnik können Schlackenstoffe befreit und leichter abtransportiert werden. Trinken Sie darüber hinaus über den Tag verteilt entwässernde Kräutertees (Birke, Brennnessel, Zinnkraut, Orthosiphonblätter, Wacholderbeersaft). Sollten Sie Herz- oder Nierenprobleme haben, wenden Sie sich bezüglich des geeigneten Kräutertees bitte an Ihren Arzt oder Heilpraktiker.

**Übungsanleitung** Führen Sie langsam Ihr gestrecktes Spielbein nach hinten und wieder zurück in die Ausgangsposition. Nach zehn Wiederholungen Beinwechsel.

# Stretchen und Entspannen der Po- und Hüftmuskulatur

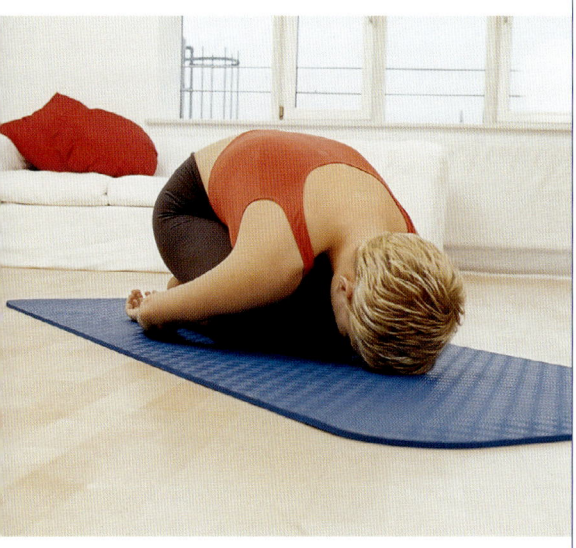

*Der Päckchensitz (Übung 2) eignet sich ganz hervorragend zum Entspannen. Nicht nur der Körper, auch die Seele kommt dabei zur Ruhe.*

### 1. Klopfmassage
Klopfen Sie Ihre gesamte Pomuskulatur locker durch. Reiben Sie mit den Knöcheln Ihrer Hände die Muskulatur ringsherum.

### 2. Päckchensitz
Setzen Sie sich auf Ihre Fersen, legen Sie Ihren Oberkörper auf den Boden und beide Arme ganz locker neben den Oberkörper. Atmen Sie tief in den Rücken.

### 3. Päckchenlage
Legen Sie sich auf den Rücken, und ziehen Sie beide Knie mit Ihren Händen weit zur Brust. Atmen Sie tief durch. Kreisen Sie nun langsam mit dem Becken gegen die Unterlage in beiden Richtungen.

### 4. Intensivdehnung Po
Rückenlage. Strecken Sie ein Bein zur Decke, legen Sie das andere Bein mit der Ferse vor das Knie des gestreckten Beins. Ziehen Sie mit Ihren Händen das gestreckte Bein noch weiter zum Körper. Halten und tief in die gedehnten Po- und Hüftmuskeln hineinatmen. Lösen Sie diese Dehnung langsam auf, und führen Sie die Dehnung mit dem anderen Bein durch.

# Wellnesstipps für einen schönen Po

☐ Bauen Sie durch gezielte Ernährung gestautes Gewebewasser ab, indem Sie folgende Genuss- und Lebensmittel reduzieren: Salz und Zucker, Kaffee, Nikotin, Alkohol, Fleisch, Eiweiß. Diese Produkte sind stark Säure bildend. Säure-Basen-Spezialisten machen seit Jahren darauf aufmerksam, dass diese Säuren körpereigene Mineralstoffe räubern, welche als saure Salze, die Gewebewasser im Bindegewebe speichern, abgelagert werden. Lokalisation dieser Ablagerungen: Hüften, Po, Oberschenkel, Oberarme, Bauch. Saure Salze werden auch als Schlacken bezeichnet. Mit diesen Substanzen, inklusive gespeichertem Wasser, können sich Fettzellen auf ein Vielfaches aufblähen und als unschöne Zellulitezellen zutage treten.

☐ Ihre Ernährung sieht idealerweise folgendermaßen aus: Morgens bis Mittags nehmen Sie ausschließlich frisches Obst (kaliumreich) und grünen Tee oder Kräutertee zu sich. Eine gute Alternative zum Kaffee ist in Wasser aufgelöstes Guaranapulver. Mittags gibt es einen großen bunten Salat (auch mal mit Oliven, Mais oder Pilzen), angemacht mit einer Olivenöl-Zitronen-Sauce, abgeschmeckt mit frischen Kräutern oder italienisch mit Essig, Öl und Knoblauch. Dazu essen Sie Vollkornbrot. Nachmittags sind Reiswaffeln oder Obst erlaubt. Und am Abend haben Sie die Auswahl zwischen Fisch, Geflügel, gedünstetem Gemüse und Gemüsesuppe. Oder einfach einen Naturjoghurt essen. Kein Salz, kein Zucker.

☐ Trinken Sie mindestens drei Liter am Tag, am besten Mineralwasser oder ungesüßte Kräuter- oder Früchtetees. Bereits nach zwei bis drei Tagen werden Sie Veränderungen an Ihrem Körper wahrnehmen!

☐ Nehmen Sie außerdem regelmäßig Kieselerde zu sich (festigt das Bindegewebe), Magnesium (für die Muskulatur) und ein gutes Multivitaminpräparat.

UV-Strahlen schädigen Bindegewebe und Haut. Trockene Haut, Lederhaut und »Faltenpo« sind das Resultat von langfristigem UV-Überkonsum.

Regen Sie Ihren Lymphfluss (Lymphstau begünstigt Zellulite) durch sanftes Springen auf dem Minitrampolin an. Fünf Minuten täglich genügen. Dieses Springen können Sie auch in Ihr Aufwärmprogramm integrieren. Das Minitrampolin gibt es in jedem Sportgeschäft.

## Impressum

Der Südwest Verlag ist ein Unternehmen der Econ Ullstein List Verlag GmbH & Co. KG, München.
© 2002 Econ Ullstein List Verlag GmbH & Co. KG, München

Redaktion und Projektleitung: Kathrin Henze
Redaktionsleitung und medizinische Fachberatung: Dr. med. Christiane Lentz
Bildredaktion: Sabine Kestler
Produktion: M. Metzger (Leitung), A. Aatz, M. Köhler
Fotografie: Ingolf Hatz, München
Styling: Jaqueline Weber, München
Umschlagkonzept: Lohmüller Werbeagentur, Berlin
Umschlag: Till Eiden
Layout: Lohmüller Werbeagentur, Berlin
Satz: Mihriye Yücel, Till Eiden
Druck: Peschke-Druck, München
Bindung: R. Oldenbourg, München

Printed in Germany
Gedruckt auf chlor- und säurearmem Papier

ISBN 3-517-06446-7

## Über die Autoren

*Anja Senser* ist ausgebildete Krankengymnastin mit Klinik- und Praxiserfahrung. Heute ist sie als Autorin, freie Beraterin und Dozentin im Bereich Gesundheit, Fitness und Wellness tätig. Im Ludwig und Südwest Verlag erschienen von ihr bereits mehrere Bücher zum Thema »Gesundheit«.

## Literaturverzeichnis

*Senser, Anja:* Gesund und fit mit dem Gymnastikball. Südwest Verlag. München 1999
*Senser, Anja:* Schmerzfrei und beweglich mit dem Igelball. Südwest Verlag. 3. Auflage, München 2001
*Senser, Anja:* Thera-Band®. Gezieltes Workout für einen gesunden Rücken. Südwest Verlag. 2. Auflage, München 2001
Journal für die Frau: Bauch, Beine, Po in Bestform. Südwest Verlag. 2. Auflage, München 2000

Leser- und Lieferservice: Entschlackungsprodukte Seemann KG, Säbener Strasse 74, 81547 München; Galerie fit & gesund, Mittelweg 19, 20148 Hamburg, Tel./Fax: 040-4106519

## Register